AUGUSTE TREVOUX

NOTES SUR UN CAS

DE

CANCER ÉTENDU

DE LA

LÈVRE INFÉRIEURE

INTERVENTION CHIRURGICALE — GUÉRISON

ÉTUDE DU

RÉSULTAT ANATOMIQUE

ET DE L'

ADAPTATION FONCTIONNELLE

TRAVAIL DE LA CLINIQUE DU DOCTEUR TIXIER

LYON

IMPRESSIONS DE M. AUDIN ET CIE

3, RUE DAVOUT, 3

1922

NOTES
SUR UN CANCER ÉTENDU
DE LA LÈVRE INFÉRIEURE

AUGUSTE TREVOUX

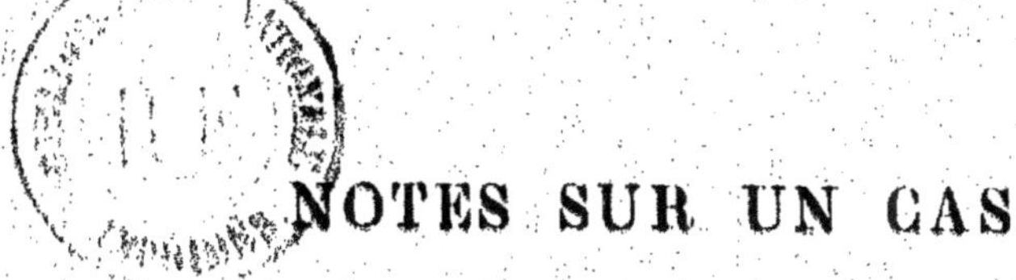

NOTES SUR UN CAS

DE

CANCER ÉTENDU

DE LA

LÈVRE INFÉRIEURE

INTERVENTION CHIRURGICALE — GUÉRISON

ÉTUDE DU

RÉSULTAT ANATOMIQUE

ET DE L'

ADAPTATION FONCTIONNELLE

—

TRAVAIL DE LA CLINIQUE DU DOCTEUR TIXIER

LYON

IMPRESSIONS DE M. AUDIN ET CIE

3, RUE DAVOUT, 3

—

1922

A mes Parents

A mes Frères

A tous les miens

A mes Camarades
tombés au Champ d'honneur

A mon cher Camarade et Ami Jean RUBELLIN
mort pour la France

A Monsieur le Professeur agrégé **BONNET**
Chevalier de la Légion d'honneur

> Qui nous a inspiré le sujet de ce travail et qui a bien voulu nous prêter son entier concours. Qu'il veuille bien croire à nos sincères remerciements.

A mes Juges

A mes Maîtres de la Faculté

A mes Maîtres des Hôpitaux

A Monsieur le Professeur **TEISSIER**
Commandeur de la Légion d'honneur
Professeur de Clinique médicale

Il fut notre premier maître et son enseignement clair et vivant sut rapidement nous faire aimer et comprendre la médecine. Il nous a donné son appui dans des circonstances délicates.

Nous sommes heureux de lui exprimer ici notre profonde gratitude.

A Monsieur le Professeur **MARION**
Chevalier de la Légion d'honneur
Professeur agrégé à la Faculté de Médecine de Paris

Nous avons eu l'honneur d'être sous ses ordres lorsqu'il remplaça à Lyon M. le Professeur Tixier. Il voulut bien s'intéresser à nos études et nous faciliter grandement celles-ci par son aide constante et sa direction toute paternelle.

Nous le prions de trouver ici l'expression de toute notre reconnaissance et d'agréer l'hommage de notre respectueuse admiration.

INTRODUCTION

Il y a des formes de cancers de la lèvre inférieure que l'on trouve figurées dans les traités classiques comme témoins de ce que pouvaient observer, à titre de curiosité, les chirurgiens du siècle dernier.

Depuis longtemps, la chirurgie actuelle ne connaît plus les cancers étendus de la lèvre inférieure, dont l'observation et les difficultés du traitement ont conduit à une époque donnée à l'étude des méthodes d'autoplastie si nombreuses dans leur variété, si délicates dans leur application et si décevantes aussi dans les résultats fonctionnels qu'on pouvait en attendre.

Les malades ont, en effet, depuis longtemps et fort heureusement appris à venir se présenter aux chirurgiens à une phase plus précoce de leur affection.

Il semble que la dernière guerre ait fait revivre pendant quelque temps cette période oubliée de la chirurgie : beaucoup de malades, beaucoup de cancéreux surtout, qui, en d'autres temps seraient venus confier au chirurgien le traitement de leur mal, sinon à une phase d'opérabilité, du moins avant d'être devenus pour leur entourage, ou même pour le reste de la société, un objet de dégoût, se sont trouvés, du fait de la guerre, éloignés de tout centre chirurgical, dépourvus de soins et abandonnés à leur misérable sort. Tous les chirurgiens ont encore à l'esprit cette phase d'après guerre où affluaient dans les hôpitaux les cancéreux inopérables, dont la vue rappelait aux plus anciens d'entre eux le souvenir de cas qu'ils avaient observés tout à fait au début de leur carrière médicale.

Le malade dont nous apportons ici l'observation rentre dans la catégorie de ces malheureux délaissés devenus des parias dans la société. Lorsque, la guerre finie, il put songer à se faire soigner, il fut éconduit de ville en ville, car personne n'osait le délivrer de son mal, jusqu'à ce qu'en fin de compte il fut un jour orienté sur l'Hôtel-Dieu de Lyon, où les chirurgiens de son pays lui laissaient entrevoir le seul espoir d'être opéré.

Après bien des tergiversations, il se présenta à l'Hôtel-Dieu le 21 octobre 1920, la face à demi recouverte par un mouchoir qui cachait mal tout le bas de son visage transformé en une tumeur sanieuse.

C'était un cancer de la lèvre inférieure propagé aux téguments de la face et du menton. Il avait envahi en profondeur le maxillaire, et le malade venait en désespéré demander à la chirurgie tout ce qu'elle pouvait encore faire pour lui.

" Il se trouva qu'une opération fût tentée dans un but exclusif de propreté ; et, contre toute attente, le malade survécut au formidable acte opératoire, puis se reprit à vivre au point que l'on dut songer à la prothèse pour améliorer un état fonctionnel qui ne permettait plus l'alimentation que par le nez.

Mais le dentiste auquel on désirait confier la tentative de prothèse se récusa, prétextant les probabilités qu'il y avait que le malade ne survécut que quelques semaines à l'opération.

On laissa donc le malade en l'état, ou du moins l'on n'essaya d'améliorer les fonctions que par une opération d'autoplastie réduite au minimum.

Il y a maintenant plus d'un an et demi que le malade est opéré, et l'état fonctionnel est tel qu'il nous a paru intéressant de l'étudier et de le présenter.

Il s'agit là d'un cas d'observation rare sans doute à l'heure actuelle, mais il nous a paru intéressant, à l'époque précisément où les cancers étendus de la lèvre inférieure ne semblent déjà plus à beaucoup justiciables de la chirurgie, de montrer ce que celle-ci, poussée à ses extrêmes limites, est capable de donner comme résultat au point de vue de la durée de la guérison.

D'autre part, nous avions chez ce malade l'occasion d'observer les phases d'une adaptation fonctionnelle intéressante ; nous en avons fait l'objet de notre travail.

C'est pour nous un devoir très agréable que d'adresser ici nos profonds remerciements à tous ceux qui ont bien voulu nous prêter leur concours pour l'élaboration de cette thèse.

Nous tenons en premier lieu à assurer de toute notre gratitude notre président de thèse, M. le Professeur Tixier, qui a bien voulu nous charger de ce travail, continuant à nous témoigner ainsi la grande bienveillance qu'il a toujours eue pour nous et qui nous fut si précieuse. Dans son service, où nous avons travaillé plus de deux ans, et où nous avons acquis tant de connaissances utiles, nous avons pu l'approcher de près et nous ne savons ce que nous devons admirer le plus de sa maîtrise diagnostique et opératoire ou de son grand cœur envers ses malades et ses élèves.

Nous tenons également à adresser nos plus vifs remerciements à M. le Professeur agrégé Paul Bonnet, qui eut l'idée première de ce sujet, dont les conseils et la collaboration constante nous ont permis de mener à bien notre travail, et dont les croquis, dont nous n'avons pu reproduire qu'une partie seulement, exécutés avec son coup d'œil habituel, illustrent si bien notre thèse.

Nous remercions également M. le Docteur Fondet qui a bien voulu faire pour nous les nombreuses et belles photographies que nous publions ici et qui contribuent pour une large part à l'intérêt de notre modeste travail.

OBSERVATION

Due à l'obligeance de M. le Professeur Tixier

Cancer étendu de la lèvre inférieure propagé en surface aux téguments du menton, en profondeur au maxillaire inférieur.

Exérèse large avec résection de l'arc du maxillaire.

Guérison.

Adaptation fonctionnelle.

HISTOIRE CLINIQUE

R... Hippolyte, 60 ans, berger, né aux Crottes (département des Hautes-Alpes).

Ce malade entre à l'Hôtel-Dieu dans la clinique de M. le Professeur Tixier, le 21 octobre 1920, porteur d'un cancer étendu de la lèvre inférieure.

Il se présentait, l'aspect misérable, cachant sous un mouchoir de couleur noué à la nuque la moitié inférieure de sa face. Des deux mains il tentait de retenir dans ce linge souillé une salive qui s'écoulait de façon constante, mêlée d'un suintement ichoreux et fétide, dont l'odeur faisait redouter l'approche du malade.

Lorsqu'il découvrait le voile qui cachait son misérable mal, on apercevait, débordant une barbe inculte, une tumeur énorme, sanieuse, qui couvrait tout le bas du visage au point qu'il était impossible de prime abord de savoir quel en était le point de départ.

Comme on s'étonnait que pareil malade ait pu attendre si longtemps pour réclamer des soins, il raconta l'histoire de son mal, mais il était difficile de le comprendre, car il était encore tout hébété de sa vie dans l'isolement forcé.

Et d'ailleurs la parole était gênée et difficile en raison du mal lui-même.

On ne put donc avoir sur le début de sa maladie que des renseignements imprécis qu'il fallut compléter dans la suite, et parmi lesquels on constate quelques contradictions.

Cet homme avait jusqu'à la guerre joui d'une santé excellente. Ses parents étaient cultivateurs ; ils moururent âgés d'affections pulmonaires et laissèrent à ce fils resté seul le petit bien qu'ils cultivaient, sur un plateau des Hautes-Alpes, dans l'Embrunois.

Vint la guerre. On ne peut arriver à savoir à quel moment exact le mal débuta, car tantôt il situe l'apparition de celui-ci au début, tantôt à la fin de la guerre. Le fait est qu'il resta sans soins plusieurs années.

Un petit bouton apparut d'abord à la lèvre inférieure, sur la ligne médiane ; il grossit peu à peu et progressivement s'étendit à droite et à gauche, vers la commissure.

Le malade s'en inquiéta. Il connaissait un voisin qui s'était guéri lui-même de quelque mal à la pierre infernale ; il alla le trouver.

Le voisin cautérisa donc chaque jour la plaie pendant quelques semaines, mais le mal progressa rapidement, peut-être en raison même de ce traitement, et s'étendit à toute la lèvre inférieure.

Le malade se confina alors dans son coin de terre, qu'il cultivait avec amour, puis devint berger, et en quelque sorte s'isola du reste du monde, sentant bien que sa vue ne pouvait plus être pour les autres hommes qu'un objet de répulsion.

Quand la guerre fut finie, il songea que peut-être il lui serait possible de trouver une atténuation à son mal, qui devenait intolérable, car il gênait beaucoup l'alimentation et ne permettait plus aux lèvres de retenir la salive.

Il descendit de sa montagne et s'achemina vers la ville la plus proche. A l'hôpital d'Embrun, le médecin ne se chargea pas de l'opérer, il l'adressa à Gap. Là encore le docteur Coronat renonça à tenter une intervention et conseilla au malade de venir jusqu'à Lyon.

Il entra donc à l'Hôtel-Dieu de Lyon, dans la clinique de M. le Professeur Ollier, salle Saint-Philippe.

Nous avons dit qu'il était à ce moment pâle, cachec-
tique, d'aspect lamentable. Il fallut d'abord mettre au
propre ce visage inculte avant d'examiner la tumeur.

Celle-ci se présentait alors avec l'aspect que nous
représentons dans cette photographie en couleurs,
que nous devons à l'obligeance de M. Auguste Lumière,
un peu trop embellie cependant par le silhouettage
pour donner une idée absolument exacte de l'aspect
du malade à ce moment, et dont la reproduction si
artistique et si fidèle qui figure ici a été faite par la
Maison lyonnaise Giraud et Grange, que nous remercions de son obligeant concours.

La tumeur offrait l'aspect d'un énorme chou-fleur
rouge bourgeonnant, granuleux, couvert d'exsudats
hémorragiques noirâtres ; par place des bourgeons
plus œdémateux blanchâtres; sont séparés par des
interstices remplis d'une sanie grisâtre ou verdâtre.

Il s'agit d'une tumeur de la lèvre inférieure ayant
envahi les téguments du menton.

Dans l'ensemble, la tumeur a la forme d'un énorme
croissant ; elle proémine en avant, s'éverse sur les
téguments du cou, débordant largement le menton
vers le bas ; sur les côtés, elle déborde les contours du
maxillaire et s'éverse en champignon. Deux cornes
latérales débordent de chaque côté la commissure,
vers le haut, et s'étendent sur la joue. Cependant, l'envahissement de la joue à ce niveau n'est qu'apparent,
car la tumeur s'éverse, et si l'on n'envisage que sa
base, qui seule compte, au point de vue chirurgical, la
tumeur semble s'arrêter d'une façon nette à la commissure.

Par contre, elle a envahi déjà la cavité buccale, la muqueuse des gencives et du rebord alvéolaire, au point que l'on voit sortir de la tumeur même deux ou trois chicots branlants qui jalonnent encore la place où se trouvait le bord alvéolaire.

L'os maxillaire inférieur est largement envahi ; la tumeur fait corps avec lui ; sur lui, elle n'est plus mobilisable. Il n'est pas question naturellement d'explorer le nerf mentonnier, puisque le menton n'existe plus.

Cette tumeur ne va pas sans entraîner avec elle des *troubles fonctionnels*.

Le malade souffre peu ou pas.

Nous avons déjà dit plus haut que la parole est fortement troublée par la présence de cette énorme masse et l'absence, au point de vue fonctionnel, de la lèvre inférieure.

Le malade, cependant, peut encore manger quelques aliments solides, qu'il mâche à l'aide des chicots et de l'unique dent, qui sortent de la tumeur. En ce point, la tumeur elle-même forme comme un plan résistant sur lequel la mâchoire supérieure peut encore trouver quelque appui pour presser les aliments, car on découvre à la surface de la tumeur les traces d'implantations profondément creusées par les dents de la mâchoire supérieure, ce qui lui donne à ce niveau un aspect déchiqueté.

Il n'y a pour ainsi dire pas d'envahissement ganglionnaire. On peut même s'étonner, eu égard à la tumeur actuelle, de ne pas trouver d'énormes masses de ganglions inflammatoires, contrairement à ce qui se rencontre habituellement.

L'état de cachexie dont nous avons parlé semble être dû surtout à la déglutition continuelle de produits néoplasiques.

Bien que la tumeur semble avoir, depuis longtemps, dépassé les limites d'une chirurgie raisonnable, il est cependant indiqué de tenter une opération de propreté, car il faut débarrasser le malade qui le réclame avec insistance de cette tumeur abominable, dont le développement l'inquiète et dont les troubles fonctionnels qu'elle entraîne sont devenus intolérables, On peut ainsi espérer faire disparaître l'état de cachexie qui peut-être n'est dû qu'à la déglutition d'un horrible suintement.

C'est avec joie que le malade accepte l'opération.

OPÉRATION

Opération le 29 octobre 1920 sous anesthésie générale à l'éther (Professeur Tixier, assisté des docteurs Murard et Michon).

On fend largement les commissures.

Par un large « coup de sabre » sous-hyoïdien, on enlève en un seul bloc tout le cancer, les ganglions sus-hyoïdiens et sous-maxillaires, et l'on pratique la section de l'arc mandibulaire, au niveau des prémolaires.

La langue étant maintenue par un fil, on recouvre de muqueuse les tranches osseuses et l'on rapproche simplement les bords de l'incision, remettant à plus tard une opération réparatrice.

Nous la figurons ci-contre.

Elle figure un énorme bourgeonnement appendu à l'arc réséqué du maxillaire inférieur. Celui-ci est envahi, fenêtré, et des bourgeons néoplasiques font issue à la face postérieure de l'os.

Deux dents restent en place ; trois autres, dont l'inflammation a été bouleversée, sont chassées hors du maxillaire et restent appendues aux bourgeons néoplasiques.

On reconnaît au-dessous de la branche droite du maxillaire un volumineux ganglion, sans doute inflammatoire.

Le malade supporta assez bien le choc opératoire
et se remit pour ainsi dire sans les incidents pulmonaires inhérents à ces interventions.

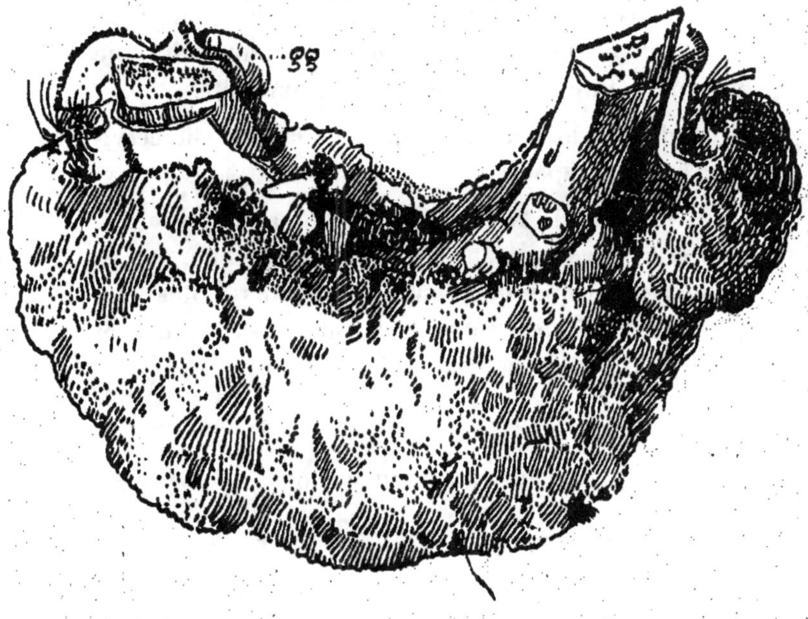

Fig. 1

Pendant deux mois et demi, il fut alimenté de
liquides par la sonde nasale. A celle-ci on substitua
ensuite une sonde que l'on plaçait par intermittences
dans la bouche.

En janvier 1921, la plaie se trouvait complètement
cicatrisée, le malade avait engraissé ; il se reprenait à

vivre et déjà commençait à désirer et à espérer une amélioration dans son état fonctionnel.

Celui-ci était, en effet, précaire : la langue était procidente, tombait en avant sur le cou et ne pouvait être reportée en arrière, ce qui semblait offrir de graves inconvénients au point de vue de la déglutition. Il ne pouvait plus arriver à se faire comprendre que par une mimique et quelques sons explosifs.

On décide donc de pratiquer une autoplastie cervicale à temps espacés.

On pratique le 28 janvier 1921 une autoplastie que l'on croit à ce moment n'être que le premier temps d'une restauration que l'on compte pousser plus loin. (Professeur Tixier assisté des docteurs Murard et Emery.)

DEUXIÈME INTERVENTION

Sous anesthésie générale au chloroforme :

1° On sépare la face inférieure de la langue de la cicatrice cutanée ;

2° Puis on sépare la muqueuse de la face inférieure de la langue des muscles sous-jacents; sur les côtés, on explore les branches du maxillaire inférieur, qui ne présente pas de signes d'ostéite grave ;

3° On suture le lambeau cutané à la muqueuse linguale dédoublée ;

4° On taille un grand lambeau cervical sus-hyoïdien

de chaque côté, que l'on remonte par-dessus un îlot
cutané, que l'on a soigneusement gardé comme point
de départ au-dessus de la corne du cricoïde.

Suites excellentes. Les lambeaux ont repris dans
toute leur étendue. La langue ne peut encore rentrer
dans la bouche.

Le 12 février 1921, dans la nuit, le malade présente
une crise qui semble avoir été une crise d'épilepsie
avec cri initial, secousses convulsives et généralisées
sans qu'on puisse retrouver de signes de début loca-
lisé, émission d'urines. On se demande si le malade
ne présente pas quelque métastase. Cette crise n'eut
pas d'autres suites.

RÉSULTAT ANATOMIQUE

ADAPTATION FONCTIONNELLE

Depuis cette époque, l'état fonctionnel du malade s'est amélioré progressivement. On a bientôt pu supprimer l'alimentation par la sonde et nourrir le malade en versant directement les aliments liquides dans la profondeur de la cavité buccale.

De temps en temps, à la visite, il s'approchait pour demander quand aurait lieu le deuxième temps de l'autoplastie. Puis, peu à peu, il espaça ses demandes, et depuis six mois on ne le voit pour ainsi dire plus dans la salle, et il ne demande plus rien, car il se trouve satisfait de son état fonctionnel. Et maintenant il ne désire qu'une chose, quitter l'hôpital et revoir son pays.

Le malade est examiné longuement par le Professeur agrégé Bonnet, le 16 mai 1922, dans le but de préciser l'état actuel des différentes fonctions.

a) Occlusion de la cavité buccale

Le malade examiné *bouche fermée* se présente avec des joues pleines, roses, un peu bouffies. Cela tient en grande partie à la rétraction des deux branches du maxillaire inférieur, qui toutes deux ont basculé en dedans, s'inclinant à la rencontre l'une de l'autre, et font ainsi saillir la joue en avant d'elle.

On pourrait croire, en effet, qu'il ne reste rien du maxillaire inférieur, car au-dessus de l'apophyse il n'y a plus trace d'angle de la mâchoire; l'emplacement de la branche montante, qui existe cependant, est devenu de chaque côté un sillon déprimé.

Il n'y a plus trace de menton ; le cou est marqué de brides cicatricielles, de plis, du fond desquels émergent encore quelques poils.

Le malade présente ainsi un « profil d'oiseau » comparable à celui que donnent quelquefois les troubles de développement dans la constriction des mâchoires (figure 2). Le massif facial s'arrête à la lèvre supérieure, et alors commence le cou.

Il y a cependant un plancher de la bouche. Il est formé de deux parties :

L'une, postérieure, est formée par les téguments de la région sus-hyoïdienne resserrés entre ce qui reste des deux bords du maxillaire inférieur rapprochés l'un de l'autre ;

L'autre, antérieure, est tout entière constituée par la langue elle-même, qui est devenue en quelque sorte la partie mobile du plancher de la bouche, sorte d'opercule mobile qui, dans la fermeture de la cavité buccale, obture toute la perte de substance qui existe entre la lèvre supérieure et les téguments de la région sus-hyoïdienne (fig. 3).

Lorsque la bouche se ferme, on voit le bord libre de la langue venir s'appliquer exactement contre la lèvre supérieure, de telle sorte que la cavité buccale se trouve à l'état d'occlusion complète et qu'il n'y a plus du tout d'écoulement de salive. On voit extérieurement la plus grande partie de la face inférieure de la langue, sur une hauteur de 4 centimètres, recouverte de sa muqueuse, qui, tout en conservant sa coloration rosée, tend à prendre l'aspect d'un épiderme.

Quand le malade *ouvre la bouche* (fig. 4 et 5), on voit la langue se rétracter un peu dans la profondeur de la bouche ; l'ouverture de l'orifice buccal est large, et on aperçoit une muqueuse parfaitement saine. Deux petits bourrelets latéraux de muqueuse s'engagent entre l'arc gingival supérieur et les bords latéraux de la langue, et concourrent peut-être à assurer de façon plus complète l'occlusion de la cavité buccale.

Ces bourrelets représentent la muqueuse qui recouvre le bord antérieur de ce qui subsiste des deux branches du maxillaire inférieur, dont les tranches de section font saillie dans la bouche et en constituent les parois latérales rapprochées et solides. Le rapprochement des deux branches du maxillaire inférieur transforme la bouche en une sorte de canal ou plutôt de tunnel formé d'une voûte solide et d'un plancher mobile.

La voûte est formée en haut par le voile du palais, sur les côtés par le bord alvéolaire du maxillaire supérieur et les faces latérales du maxillaire inférieur, qui sont immédiatement sous-jacentes à ce bord sans qu'existe entre eux le voile souple de la joue ; le plancher de ce tunnel est constitué par le corps mobile de la langue.

Ce tunnel semble la seule partie de la bouche vraiment utilisable pour la fonction de nutrition ; il conduit directement les aliments vers l'isthme du gosier.

En avant, et sur les côtés de cette voûte osseuse, existe, à droite et à gauche, un diverticule de la cavité buccale, situé entre le voile mobile de la joue et les parties constituantes latérales de ce que nous venons d'appeler la voûte du tunnel, c'est-à-dire bord alvéolaire du maxillaire supérieur et moignons du maxillaire inférieur.

Ce diverticule, qui représente tout ce qui reste de la partie de la cavité buccale normalement comprise entre le voile mobile de la joue et le bord alvéolaire des deux maxillaires, semble exclu, au point de vue fonctionnel, de la cavité buccale. Les aliments ne viennent cependant pas s'y accumuler.

L'occlusion de la bouche est un phénomène actif qui semble disparaître partiellement pendant le sommeil. Le malade dort bien, mais cependant il éprouve parfois dans la nuit une sensation de sécheresse de la bouche qui sufût à le réveiller.

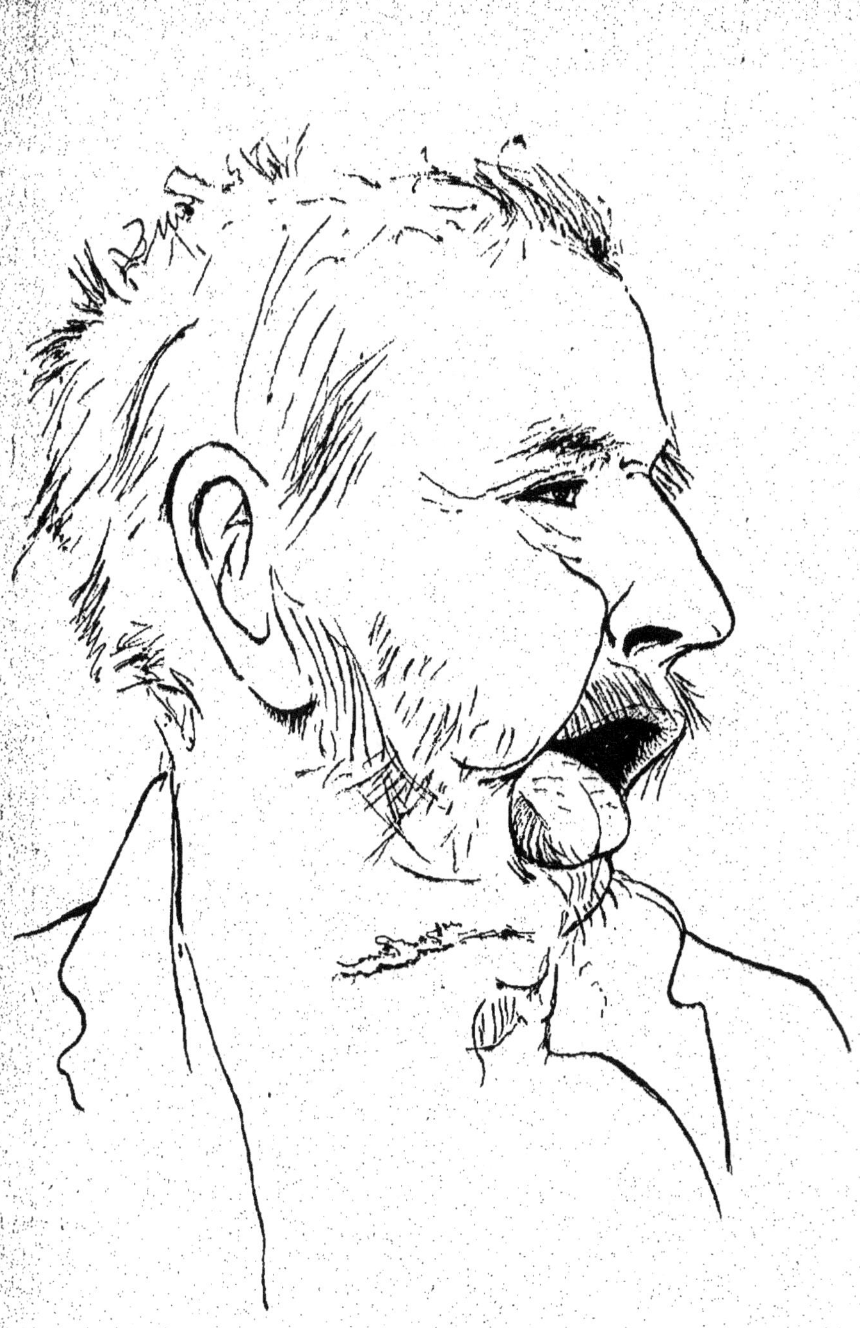

Fig. 5

b) PAROLE

Le malade parle actuellement de façon convenable, et nous avons pu aujourd'hui lui faire répéter en entier son histoire, dans laquelle l'observation prise à son entrée à l'hôpital, dans les conditions que nous avons relatées, laissait des lacunes assez nombreuses.

Au moment où on interroge le malade dans le but de le faire parler, on le voit « se préparer » à la réponse; il penche la tête en avant, ce qui va lui permettre de fermer l'orifice buccal et d'obtenir l'occlusion nécessaire à l'émission des sons.

Lorsqu'il parle, on le voit pencher la tête en avant par saccades, ce qui donne à sa voix un caractère un peu explosif, surtout lorsque le malade parle un peu fort.

La langue fait presque tous les frais de la prononciation. Mais dans l'émission des sons, on voit tous les muscles du cou se contracter. Il semble que tout le cou concoure à mobiliser le moignon de téguments qui ferme en arrière le plancher de la bouche.

c) Déglutition

Celle-ci est bien plus troublée que nous ne nous attendions de le constater.

1° *Déglutition des liquides.* — Lorsqu'on fait boire le malade *au verre*, ce qu'il ne fait pas habituellement, car il préfère employer la cuiller, on le voit appliquer la face convexe du verre sur la face supérieure de la langue, qui se moule sur lui, et le liquide se trouve versé dans la cavité buccale comme dans un entonnoir qui serait malléable et hermétiquement adapté au récipient verseur.

Alors commence le temps difficile ; et la difficulté vient de ce fait que la fermeture de la bouche n'est pas *instantanée :* une fois le verre enlevé, le malade est obligé de faire avec la langue un mouvement rapide pour clore la cavité buccale, sans quoi un peu de liquide s'écoule sur les côtés. La tête, qui était levée au moment où le malade boit au verre, doit alors se baisser rapidement, *car la langue ne parvient à réaliser l'occlusion de la bouche que lorsque la tête est penchée en avant.*

Le malade ayant ainsi recueilli le liquide dans la cavité buccale après en avoir perdu quelques gouttes pour n'avoir pu fermer la bouche assez vite, commence alors seulement les mouvements de déglutition. Ceux-ci se font la tête étant inclinée en avant, et on assiste à des efforts pénibles de déglutition avant que le malade n'ait avalé tout le liquide.

Défaut d'instantanéité dans l'occlusion de la bouche, rigidité relative de la cavité buccale, nécessité d'incliner la tête en avant, semblent être les éléments essentiels des difficultés apportées à la déglutition des liquides lorsque le malade les prend au verre.

Par contre, lorsque le malade *boit à la cuiller*, il le fait très facilement et sans les efforts pénibles dont nous venons de parler. C'est qu'alors il garde la tête renversée en arrière et verse directement dans l'arrière bouche avec sa cuiller le liquide qu'il avale *à la régalade*.

2° *Déglutition des solides.* — Elle est extrêmement difficile. Lorsqu'on donne au malade à mastiquer et à déglutir un fragment de mie de pain, il le place sur la langue, le passe pour ainsi dire à la meule avec sa langue contre le voile du palais et le transforme en une masse aplatie dont la déglutition serait très difficile sans quelques gouttes d'eau.

Pour toutes ces raisons, l'alimentation du malade est exclusivement constituée d'aliments liquides ou semi-liquides, lait, potages, œufs crus, purées diverses.

Si l'on cherche à se rendre compte de ce qu'il serait encore possible d'obtenir comme amélioration fonctionnelle par des tentatives d'autoplastie ayant surtout pour but ou comme possibilité de réintégrer la langue dans la cavité buccale et de refaire une lèvre inférieure, on constate que toute tentative de ce genre serait susceptible d'entraîner une aggravation de l'état actuel, car toutes les fois qu'on cherche à rapprocher avec les doigts les lèvres cutanées et à les ramener au devant de la langue, on provoque un état de suffocation immédiat, comme si la langue refoulée en arrière venait rétrécir encore la partie utilisable de la cavité buccale, diminuer sa souplesse et créer un état d'obstruction ou de rétrécissement de l'entrée des voies aériennes.

Le mieux semble donc de laisser persister l'état anatomique actuel, qui permet une adaptation fonctionnelle satisfaisante que l'on ne peut être certain d'améliorer et qu'on a tout lieu de craindre d'aggraver.

CONCLUSIONS

Nous apportons ici l'observation d'un cancer étendu de la lèvre inférieure négligé du fait de la guerre et observé à une phase de développement sur place poussée à l'extrême.

L'intervention chirurgicale large avec résection de l'arc du maxillaire inférieur, exécutée surtout dans le but de réaliser une opération de propreté, s'est trouvée être une opération curative.

Le résultat éloigné que nous publions n'est pas seulement intéressant par le seul fait de la guérison déjà remarquable en elle-même, mais par l'occasion qu'il nous donne d'étudier un résultat fonctionnel obtenu par adaptation spontanée en l'absence de restauration autoplastique proprement dite et de toute prothèse.

Les modifications anatomiques y sont exposées en regard du résultat fonctionnel dont elles donnent en partie l'explication.

Celui-ci se trouve remarquable par le mode d'occlusion de la cavité buccale. Il est au total excellent en ce qui concerne la parole, et très suffisant, dans la déglutition, puisque le malade a notablement engraissé et présente un état général excellent.